CON GRIN SUS CONOCIMIENTOS VALEN MAS

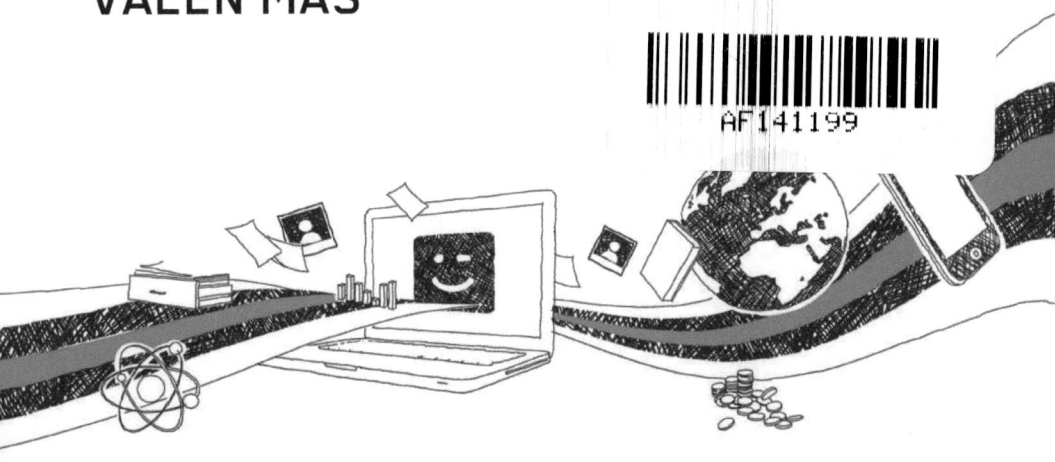

- Publicamos su trabajo académico, tesis y tesina

- Su propio eBook y libro - en todos los comercios importantes del mundo

- Cada venta le sale rentable

Ahora suba en www.GRIN.com y publique gratis

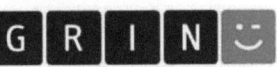

La artroscopia cirugía mínimamente invasiva, como ciencia y tecnología en los conocimientos de la sociedad

Bibliographic information published by the German National Library:

The German National Library lists this publication in the National Bibliography; detailed bibliographic data are available on the Internet at http://dnb.dnb.de.

ISBN: 9783346904973
This book is also available as an ebook.

© GRIN Publishing GmbH
Trappentreustraße 1
80339 München

Print and binding: Books on Demand GmbH, Norderstedt, Germany
Printed on acid-free paper from responsible sources.

The present work has been carefully prepared. Nevertheless, authors and publishers do not incur liability for the correctness of information, notes, links and advice as well as any printing errors.

GRIN web shop: https://www.grin.com/document/1370563

TRABAJO PARA OPTAR POR LA CATEGORÏA DE PROFESOR AUXILIAR

TITULO:La artroscopia cirugía mínimamente invasiva, como ciencia y tecnología en los conocimientos de la sociedad.

Cienfuegos, "Año 65 de la Revolución"

2023

1

RESUMEN

La ciencia ofrece soluciones para los desafíos de la vida cotidiana y nos ayuda a responder a los grandes misterios de la humanidad. En otras palabras, es una de las vías más importantes de acceso al conocimiento. Tiene un papel fundamental del cual se beneficia el conjunto de la sociedad: genera nuevos conocimientos, mejora la educación y aumenta nuestra calidad de vida.

Los desafíos actuales son multidisciplinares y cubren el ciclo de vida completo de la innovación –desde la investigación al desarrollo de conocimientos y sus aplicaciones–.La ciencia, la tecnología y la innovación deben conducirnos hacia un desarrollo más equitativo y sostenible es en esta última que resalta el hecho de permitir la realización de un tipo de reflexividad que retroalimenta a la propia investigación. El presente trabajo coloca como objetivo explicar las relaciones ciencia- tecnología- sociedad en el manejo de la Artroscopia como método novedoso de cirugía mínimamente invasiva. El trabajo, presenta algunos fundamentos de los estudios ciencia - tecnología - sociedad en los cuáles se moverá el análisis; se reflexionará sobre la utilidad de la Artroscopia como cirugía mínimamente invasiva siendo novedoso en afecciones de la rodilla donde se realiza como objeto de estudio.

Palabras claves. Ciencia, tecnología, sociedad, artroscopia, rodilla.

INTRODUCCION

La preocupación por la salud del hombre es tan antigua como el propio surgimiento de la humanidad, y el reconocimiento de la interdependencia entre el desarrollo de la salud de la población y el desarrollo social tuvo sus primeras manifestaciones en los papiros egipcios,[1] y ya en la segunda mitad del siglo XX no hay discusión sobre la influencia directa de las relaciones sociales en la salud de la población,[1,2] pero no por ello se puede afirmar que este enfoque social de los problemas de salud haya tenido un desarrollo uniforme y continuo en el tiempo, ni que haya llegado a nuestros días libre de barreras y conflictos.[3]

Así, mientras el pasado siglo fue un fiel exponente de innumerables avances científico técnicos en materia de salud [4] y la década del 70 marcó un hito en la salud pública moderna con la declaración explícita de "la necesidad de una estrategia integral que no solo preste servicios de salud sino que también aborde las causas sociales, económicas y políticas subyacentes en la mala salud",[5] el siglo XXI dio entrada al nuevo milenio sin ver cumplida la meta de la Conferencia de Alma-Atá "Salud para todos en el año 2000."[6]

Los conceptos de ciencia y tecnología no se han mantenido estáticos a lo largo de la historia de la humanidad, sino que se han transformado y enriquecido en dependencia del desarrollo socio-histórico del momento en que se hayan dado. Han ido incorporándose aristas para su análisis, lo que complejiza su conceptualización.

El concepto de ciencia se suele definir por oposición al de técnica según Núñez Jover. En principio la función de la ciencia se vincula al proceso de conocer, cuyo ideal más tradicional es la verdad, en particular la teoría científica verdadera siendo la objetividad y el rigor atributos de ese conocimiento.

La función de la técnica se vincula a la realización de procedimientos y productos, cuyo ideal es la utilidad, se refiere a procedimientos operativos útiles desde el punto de vista práctico para determinados fines. Constituye un saber cómo, sin exigir necesariamente un saber por qué.

Los estudios CTS son recientes y en la actualidad resulta común enfocar el estudio de la ciencia vinculada a la tecnología, y estas a su vez, con la sociedad, no siempre ocurrió así, ya que la ciencia no fue un factor tan importante al efectuarse el decisivo cambio de la producción mecánica que tuvo lugar en el último cuarto del siglo XVIII, ya para el siglo XIX la situación empezó a cambiar. La ciencia comenzó a ser el agente fundamental de los progresos técnicos integrándose plenamente en el siglo XX en el mecanismo productivo.El tránsito que vivimos del siglo XX al siglo XXI es un período profundamente marcado por el desarrollo científico y tecnológico, denominado Tercera Revolución Industrial, caracterizada por el liderazgo de la microelectrónica y el protagonismo de la Biotecnología, la búsqueda de nuevas formas de energía, los nuevos materiales, entre otros aspectos.

Actualmente su enfoque general es de carácter crítico e Interdisciplinar.

Crítico: Con respecto a la clásica visión esencialista y triunfalista de la ciencia y la tecnología, pues las visiones clásicas de ciencia y tecnología desde sus dimensiones sociales son ocultadas

Interdisciplinar: Cuando concurren disciplinas como la filosofía y la historia de la ciencia y la tecnología, la sociología del conocimiento científico, la teoría de la educación y la economía del cambio técnico

La imagen de un científico aislado, investigando sus intereses cognoscitivos, ha cedido el paso a estudios en equipos, en los que el problema a investigar lo coloca ahora la sociedad y es resuelto con el concurso de diferentes ramas del saber. La ciencia y la tecnología poseen como denominador común el estar vinculadas a la sociedad, como expresiones de la práctica humana, inmersas en un entramado de intereses y valores muchas veces en conflicto. Son construcciones sociales en las que intervienen actores con sus propios intereses y valores.

Hay períodos histórico-culturales que en dependencia de múltiples factores son más o menos trascendentes siendo el desarrollo de la ciencia y la técnica uno de ellos. Pero hay que analizar, además de las condicionantes sociales, lo que atañe a sus consecuencias sociales y ambientales, porque no todo lo que la ciencia y la tecnología producen repercute positivamente para la sociedad.

Aunque no se puede negar la gran importancia de la ciencia y la tecnología en el desarrollo de la civilización actual, tampoco se pueden ignorar los impactos negativos que ha generado el desarrollo científico técnico, como las guerras, las armas de destrucción masiva y el impacto ecológico. Estos efectos negativos de la ciencia y la tecnología revelan las perspectivas y visiones de quienes están en condiciones de tomar decisiones concernientes al conocimiento científico y tecnológico. El paradigma lógico positivista adjudicado al desarrollo científico-técnico comenzó a ser cuestionado y a recibir una crítica severa a partir de la segunda mitad del siglo XX. Se hizo evidente la necesidad de desarrollar una imagen social de la ciencia con lo que se desarrollaron los

estudios sobre ciencia tecnología y sociedad (Nuñez Jover, 1999)..

En el mundo de hoy existen un grupo importante de problemas que aún no han sido resueltos y pudieran verse como retos para la ciencia. En realidad, cuando se profundiza en cada uno de ellos, se pudieran identificar elementos que transforman la óptica del problema y se pudieran convertir en problemas sociales no resueltos por el hombre moderno o retos para la sociedad o comunidad internacional. Entre los problemas más importantes que afectan a la humanidad se encuentran la desigualdad, los conflictos, la crisis alimentaria, el acceso al agua potable el cambio climático provocado por la actividad antropogénica, la crisis energética marcada por el agotamiento de las reservas mundiales de petróleo y el enfrentamiento a muchas enfermedades como las enfermedades crónicas no trasmisibles, las enfermedades infecciosas y las afecciones óseas de rodilla en sus diversas formas y manifestaciones.

Las afecciones ortopédicas dentro de ellas las de rodilla son problemas de salud que enfrenta la humanidad, por el envejecimiento poblacional está expandido por todo el planeta y constituye una de las problemáticas de salud demandantes de solución en el mundo actual. La perspectiva de afrontamiento encierra una alta complejidad desde el punto de vista tecno-científico y sociocultural. No se pueden ignorar los aspectos relacionados con el acceso a los servicios de salud, la calidad de la atención, la situación de pobreza, los hábitos y costumbres de convivencia así como el orden económico internacional que condiciona brechas de equidad en el acceso a nuevas tecnologías, fármacos y procedimientos en todos los confines del planeta(Vargas & García, 2017).

En nuestro país (Cuba) se hacen esfuerzos por mantener un nivel creciente de actualización científica y técnica. En el caso de la salud nuevas tecnologías médicas de incuestionable eficacia diagnóstica o terapéutica, se incorporan progresivamente a los servicios asistenciales con el propósito de mejorar el estado de salud de la población, e incrementar así la calidad de vida de nuestro pueblo.

La artroscopia de la rodilla es un proceder que se realiza con frecuencia en la actualidad tanto con fines diagnósticos como terapéuticos, a pacientes portadores de enfermedades como sinovitis crónica, lesiones de menisco, adherencias, entre otros, enfermedades que cuentan entre sus síntomas principales el dolor y las limitaciones funcionales. Existe un considerable número de estos pacientes que son atendidos en consulta de ortopedia, donde se valora la necesidad o no de su realización. Se trata de un proceder relativamente corto y con pocos riesgos cuando se emplea la técnica adecuada, requiriendo un equipo de profesionales que intervienen en el diagnóstico, toma de decisiones, tratamiento, seguimiento y rehabilitación de estos pacientes.

La evaluación inicial y el desarrollo de un plan de tratamiento para el paciente con afecciones de la rodillarequieren un equipo multidisciplinario con experiencia en todos los aspectos de cuidados especiales para estos pacientes como son ortopédicos, traumatólogos, fisioterapeutas y rehabilitadores.

Es reconocido el principal significado de los estudios sociales: su incidencia en las áreas educativa, en la política científico-tecnológica y también en la investigación, es en esta última que resalta el hecho de permitir la realización de un tipo de reflexividad que alimenta o retroalimenta a la propia investigación. Con esta clara intención es que el presente trabajo coloca como objetivo determinar las relaciones ciencia- tecnología- sociedad en el manejo de la artroscopia para afecciones de la rodilla como método diagnostico-terapéutico.

DESARROLLO

ALGUNOS FUNDAMENTOS DE LOS ESTUDIOS CIENCIA TECNOLOGÍA SOCIEDAD.

Lejanos están los días en que la ciencia era una actividad de aficionados, dominada principalmente por la aristocracia o por una clase media recientemente incorporada que presionaba por su profesionalización.

La ciencia actual ha abierto sus ámbitos de influencia, así como los ambientes y modos en que se gestiona, recombina y difunde el conocimiento. No sólo se hace ciencia tras los muros de una universidad, laboratorio o instituto de investigación, sino también en clínicas, hospitales, empresas, en disímiles centros de trabajo y estudio, todo lo cual implica que los escenarios se multipliquen con igual intensidad con la que se diversifican los actores y público interesado

Los tiempos actuales están permeados de una abundante influencia de la ciencia y la tecnología en la sociedad. Las poblaciones humanas son testigos de un proceso galopante de polarización de la riqueza, provocado en gran medida por el fenómeno conocido como globalización mundial, globalización que utiliza como caballos de batalla a la ciencia y a la tecnología, potenciadores por excelencia del avance de las fuerzas productivas.

Como podemos apreciar la civilización que ha sido cuna y soporte de la ciencia y la tecnología ha sabido también permearla de sus defectos y tendencias, por lo que no es de sorprender que en la actualidad no pocos sectores de la sociedad expresen sus preocupaciones con respecto a las consecuencias negativas derivadas del desarrollo científico y tecnológico. En un número creciente de naciones tanto la ciencia como la tecnología se encuentran subordinadas a intereses exageradamente mercantiles y militares, esto ha originado fallas en el control tecnocientífico que han disparado sendas alertas centradas en la necesidad de una cierta dosis de control social.

En opinión de algunos autores, a partir de la etapa industrial que se inicia en 1945, se manifiestan ya algunos cambios significativos en la actitud de la comunidad científica y la sociedad ante el problema del desarrollo científico-técnico. Es aquí cuando surge el llamado período de alerta que se extiende hasta principios de la década del 60. Estos son años en los que los desastres nucleares y químicos, la carrera armamentista producto de la Guerra Fría, la guerra de Vietnam, las manipulaciones irresponsables de insecticidas y fertilizantes, entre otros sucesos, generaron una gran preocupación en el mundo académico y ésta inquietud se ha reflejado en la sociedad y persiste hasta nuestros días. (Hernández y Morejón, 2000)

Es este un contexto de marcada interacción, no siempre beneficiosa, entre ciencia, tecnología y sociedad en el que, como plantea Núñez Jover "se hace cada vez más claro que la ciencia y la tecnología son procesos sociales profundamente marcados por la civilización donde han crecido" razón por la cual "el desarrollo científico y tecnológico requiere de una estimación cuidadosa de sus fuerzas motrices e impactos y un conocimiento profundo de sus interrelaciones con la sociedad". (Núñez, 2000)

Estudios sobre Ciencia, Tecnología y Sociedad: Su amplia variedad de temáticas

Los estudios sobre ciencia, tecnología y sociedad constituyen, precisamente, un movimiento que centra su atención en la existencia de variadas interacciones entre estos tres elementos de vital importancia para el desarrollo y supervivencia de la humanidad.

Las consecuencias medioambientales y los aspectos sociales condicionantes del fenómeno científico y tecnológico constituyen temáticas de interés para estos estudios. Son analizados, además, aquellos valores sociales, políticos y culturales que afectan a la investigación científica y a la innovación tecnológica y cómo estas, al mismo tiempo, afectan a la sociedad, a la política y a la cultura.

Una gama de nuevos campos interdisciplinarios fueron puestos en marcha en la segunda mitad de los años sesenta con la ayuda de estudiantes y movimientos sociales de facultades de Estados Unidos, del Reino Unido y de Europa. Se iniciaron estudios feministas, que fueron vistos como asuntos relevantes que el plan de estudios tradicional no tenía en cuenta. Un amplio conjunto de especialistas versados en estos programas crearon los planes de estudio dedicados a explorar

8

las cuestiones que surgían a través del análisis crítico de la ciencia y la tecnología, estos análisis tenían lugar desde una gran variedad de disciplinas (incluyendo la antropología, la historia, la ciencia política y la sociología).

Según Núñez Jover (Núñez, 2000), "el sentido que se le concede a los estudios CTS es diverso: unos autores parecen atribuirles sólo interés académico, otros le ven un lado práctico y tratan de utilizarlos con fines variados, como recursos de crítica social, como vehículo de renovación de los sistemas educativos y como fundamentos de políticas en ciencia y tecnología".

Por naturaleza la perspectiva CTS se enfrenta a la visión tradicional o concepción heredada de la ciencia que emana del positivismo lógico, desde el cual se ve a la ciencia como un instrumento destinado al descubrimiento de nuevos conocimientos sobre la realidad, lo cual la torna fríamente neutral y objetiva. Toda mirada CTS es enfáticamente crítica en este punto, colocando al desnudo el error que implica subestimar el papel de los factores sociales en el desarrollo científico-técnico de cualquier país, lo cual proyectaría una imagen formalista y abstracta de la ciencia que conduce a una interpretación distorsionada de la realidad.

Aquellos autores que abordan con seriedad las temáticas CTS no se pueden dejar de mencionar ya que procuran aproximaciones imparciales y evitan en todo momento las dos actitudes sociales extremas y acríticas que en ocasiones se suscitan ante la ciencia y la tecnología, me refiero a la tecnofília y la tecnofobia. Según nos plantea Gordillo "los tecnófilos ven a la tecnología como la herramienta para cumplir sus sueños. Su mirada es totalmente optimista ya que las prótesis y los trasplantes son consecuencias de la misma. En cambio, los tecnófobos ven a la tecnología como la herramienta para producir monstruos que causan males y enfermedades deteriorando el medio ambiente". (Gordillo, 2001)

Estoy de acuerdo con el texto de Gordillo, pues reconoce que a grandes rasgos, la tecnología puede aportar un alto grado de autonomía y confort pero muchos aspectos de ella generan ambigüedad a la hora de valorar situaciones cotidianas como el acceso a la información. Por ejemplo, al usar Internet podemos llegar a bajar datos, fechas, direcciones que nos facilitan acciones o nos sacan de situaciones problemáticas del día a día. Pero a su vez podemos pensar que esa información puede fácilmente ser jaqueada por. Lo mismo pasa con la biotecnología. Cuando se aplica a la ganadería o a la agricultura, ayuda a la producción e incrementa las ganancias económicas pero éstos proyectos biotecnológicos también traen aparejados riesgos al medio ambiente que afectan la salud humana.

Todo parece indicar que hacia la sociedad van dirigidas una buena parte de las ventajas y desdichas derivadas del uso de la ciencia y la tecnología, por ello debe ponerse en primer plano a la propia sociedad como protagonista en la orientación del desarrollo de las actividades tecnocientíficas, no obstante los planteamientos de evaluación de tecnologías que se iniciaron en los años setenta buscaron solamente el asesoramiento técnico por parte de expertos, acerca de las consecuencias sociales del impacto de nuevas tecnologías.

Más recientemente varios autores se refieren a ciertos modelos participativos que se han venido ensayando, sobre todo, en países industrializados, tales como audiencias parlamentarias, encuestas de opinión, audiencias públicas, paneles de ciudadanos y congresos de consenso, entre otros (Núñez y Macías, 2008). Estos modelos basan su razón de ser y sus bondades en el argumento de que la inclusión y la pluralidad deberían facilitar el emerger de nuevas ideas y significados. Si aceptamos que el conocimiento científico, como todo conocimiento, es falible y en gran medida sometido a las parcialidades de un contexto dado, es de suponer que sus aplicaciones puedan fallar o tener efectos indeseados o insospechados, por estas razones y para un mejor manejo de los riesgos científicos, los ciudadanos deben ser incluidos en la toma de decisiones técnicas, e incluso en la producción de conocimiento, considero lógico suponer que esta inclusión dará lugar a soluciones más respetuosas, eficientes y democráticas.

Gibbons, por su parte, se refiere a un "modo 2" de producción de conocimientos que en su opinión se utiliza para designar los cambios más recientes en la práctica científica y su relación con la sociedad (Gibbons, et. al, 1997). Según Jover, entre los atributos del "modo 2", el definitorio y desencadenante de las restantes propiedades está el de ser un conocimiento "producido en el contexto de aplicación", o sea, dirigido a satisfacer intereses prácticos. El mismo autor es de la opinión de que "tanto del lado de la oferta como del lado de la demanda, actúan diversos públicos, actores y organizaciones y por ello la producción del conocimiento puede originarse en una variedad de organizaciones e instituciones y no sólo en los clásicos laboratorios universitarios. Por eso, al caracterizar el modo 2 se habla de un conocimiento socialmente distribuido". (Núñez y Macías, 2008)

Es necesario tener en cuenta algunos fundamentos teóricos y conceptos provenientes de los estudios sociales sin los cuales no tendría valor científico este trabajo. En primer lugar, se trata de la comprensión de la ciencia y la tecnología como procesos profundamente imbricados en el contexto social, ampliamente relacionados entre sí y con relación a los valores sociales.

Dentro de los estudios se promueve el desarrollo de un enfoque social que permite explicar las relaciones ciencia-tecnología-sociedad, y abandonar los rasgos de la visión tradicional que aún parecen predominar en el ámbito científico. No se trata simplemente de cambiar unas definiciones por otras, como en el caso de las de ciencia y tecnología, sino de abrir una perspectiva nueva de análisis que mucho tiene que aportar a la reflexión epistemológica y ética y proviene de diversos "giros" o desplazamientos que se han producido en los estudios sobre la ciencia y la tecnología.

Lo mismo en el libro de Jorge Núñez Jover mencionado, que en otros libros (García Palacios & González Galbarte, 2001.), y artículos posteriores (Martínez Álvarez, La Concepción Heredada de la Ciencia y la Tecnología, 2004).se van configurando con claridad la diferencia entre los rasgos de una nueva visión de la ciencia y la tecnología, de la visión tradicional. En el trabajo de Macías (Macías Llanes, 2003) se resumen algunos rasgos de la visión tradicional:

• Se caracteriza la ciencia solamente como sistema de conocimientos y se considera la objetividad científica como racionalidad instrumental alejada o separada de otras formas de actividad. La ciencia se considera únicamente como búsqueda desinteresada de la verdad, descalificándose otras formas de conocimiento.

• El método científico es hiperbolizado como una única forma que conduce a la verdad, en virtud de un proceso excluyente de la subjetividad, produciéndose una epistemología sin sujeto.

• La ciencia es divorciada de la tecnología predominando el carácter artefactual e instrumental y aplicado de la última.

• La ciencia y la tecnología son vistas como fenómenos neutros, ajenos a valores sociales, descontextualizados, exagerando su carácter universal.

• Predomina una visión lineal de la relación de la ciencia y la tecnología con la sociedad, ligados a modelos desarrollistas, representados de una manera especial en las políticas científicas y tecnológicas. La fórmula: a más ciencia, más tecnología, mayor riqueza y bienestar social, ha sido sometida a duras críticas.

• El crecimiento del conocimiento científico es comprendido como aumento, reemplazo de teorías científicas de manera acumulativa y ausente de controversias.

La visión social de la ciencia y la tecnología que emerge de los estudios sociales constituye un conjunto de posiciones teóricas y epistemológicas que conforman un marco más amplio de interpretación del fenómeno científico tecnológico y sus diversos contextos y escenarios. Se destaca el significado del término tecnociencia para caracterizar algunos de los rasgos de la etapa actual de desarrollo. En su soporte varias tesis:

• La ciencia contemporánea se orienta hacia objetivos prácticos, a fomentar el desarrollo tecnológico y la innovación. Se coloca el momento tecnológico como predominante.

• La actividad científico tecnológica se ve expresada cada vez con mayor fuerza en los intereses sociales y políticos. El sistema de ciencia y tecnología está altamente polarizado a nivel internacional.

• Los contextos se diversifican y los sujetos se comprenden no sólo como comunidad científica, sino como una red de actores que incluye a políticos, gestores del conocimiento, grupos sociales y comunidades poblacionales.

• Es importante el sustento tecnológico de la actividad científica que influye en los cursos de la investigación, la generación y distribución de información está cada vez más mediada por una red de dispositivos tecnológicos.

• Se reconoce la complejidad de los procesos de construcción social de conocimientos científicos y tecnológicos.

• Se subrayan los móviles sociales que conducen al desarrollo científico-tecnológico. El papel de los valores sociales. Se coloca al tema ético, la responsabilidad social en un plano fundamental.

Con la noción de tecnociencia se produce la superación de la visión de que el conocimiento teórico era independiente de la práctica, evidenciándose la interconexión entre la teoría y la práctica, lo que permite subrayar las estrechas relaciones entre ciencia y tecnología. Existe un predominio de la tecnología sobre la ciencia, permite insistir además en que la ciencia es un proceso social muy complejo porque se interrelaciona con la cultura y los valores de la sociedad.

El campo de los estudios CTS desde Cuba significa un campo de reflexión y acción de carácter crítico e interdisciplinario relacionado con las influencias que cada contexto sociocultural ejerce sobre el desarrollo de la ciencia y la tecnología, los impactos sociales y medio ambientales de estas en aras de contribuir a la conservación y el florecimiento de la especie humana y su entorno. Tiene antecedentes conceptuales en el pensamiento patriótico humanista del siglo XIX y fundamentos prácticos en el proceso actual de construcción del socialismo. (López Cerezo & Nuñez Jover, 2001; Ursúa Ursúa, 1999)

Uno de los conceptos que servirán de punto de referencia para el presente trabajo lo constituye además el de innovación, que se considera la transformación de una idea en un producto o proceso nuevo o mejorado, y la subsiguiente utilización exitosa del mismo en las esferas de la producción material o espiritual de la sociedad. La innovación puede abarcar tanto los aspectos técnicos productivos, como los referentes a la gerencia empresarial, la dirección y organización en general. (Ursúa Ursúa, 1999)

LA ARTROSCOPIA COMO OBJETO DE ESTUDIO DE LA CIENCIA MÉDICA

El artroscopio –de origen Japonés- fue perfeccionado por un grupo de excelentes ortopedas americanos y europeos, y ha representado una gran contribución a la medicina y a las artes que curan. En efecto, la cirugía artroscópica ha conducido a una revolución en la cirugía llamada ahora **"cirugía mínimamente invasiva" (C.M.I)** que es básicamente una salida de las incisiones grandes anteriormente requeridas, para identificar y tratar patologías.

La artroscopia fue **inventada por el japonés Prof. Dr. K. TAKAGI** (1918) de la Universidad de Tokio, utilizando un cistoscopio con el que observó el interior en la rodilla de un cadáver. En el año 1938 se realizó la primera exploración artroscópica en Japón, mientras que en Europa y en Norteamérica el interés por la artroscopia se había extinguido.

El **Prof. Dr. M WATANABE,** sucesor del Prof. Dr. K. TAKAGI, persistió en su labor de desarrollar el instrumental y la técnica, y **en 1960** en colaboración con el DR. S. TAKEDA **presentaron el "artroscopio 21"**, diseñado para la artroscopia de la articulación de la rodilla. En 1962 el DR. WATANABE fue el primero en realizar una meniscectomía por artroscopia del CPMI –cuerno posterior de menisco interno-.

R. W. JACKSON viajó a Japón a ver reimplantes de miembros y le sorprendió y cautivó la visión de la articulación de la rodilla por WATANABE y en ello puso todo su esfuerzo y cuando regresó a Toronto (XII – 1964) **desarrolló la artroscopia** e influyó en establecer esta técnica en el mundo occidental y sin duda fue uno de los artífices de este proceder.

Contaba Jackson que llegó a un acuerdo con Watanabe, "el me enseñaría la artroscopia a cambio de enseñarle yo inglés a él". En 1966, el DR. R. W. JACKSON extirpó dos cuerpos libres de la rodilla, y un asa de cubo en 1970.

Otros muchos autores influyeron posteriormente en imponer la artroscopia como método quirúrgico en la década de los 70. En España se introduce en 1976 con el Artroscopio "Watanabe 21". La artroscopia se inició en la rodilla, pero aquellos médicos pioneros (EIKELARA, 1975; DANDY, 1978; CARSON, 1979; IKEUCHI, 1979; O'CONNOR, 1979; GUILLEN, 1979) la ampliaron a otras articulaciones (tobillo, hombro y codo…) y su expansión ha sido tan universal como para existir Sociedades Nacionales de Artroscopia en todos los países del mundo.

La técnica artroscópica, en un principio poco aceptado por muchos especialistas, da paso a la Cirugía Mínimamente Invasiva, con **grandes beneficios sobre millones de pacientes en todo el mundo**, y es, posiblemente, una de las tres más importantes contribuciones a la sociedad por la Traumatología en este siglo pasado. Las otras dos contribuciones importantes son la reducción abierta y fijación interna de las fracturas y los reemplazos totales articulares.

Incidencia de la cirugía Artroscópica desde su descubrimiento hasta la actualidad, destacando los avances tecnológicos en el procedimiento diagnóstico de la misma.

Para encontrar los orígenes de la cirugía artroscópica debemos remontarnos a 1806 cuando **Phillip Bozzini** presentó en la academia de medicina de Viena, un instrumento denominado Lichtleiter, que lo empleó para el examen de la nasofaringe, uretra e interior de los huesos afectados de osteomielitis. Su utilización era muy dolorosa y la iluminación muy escasa con una pobre visión. Después del trabajo de Bozzini, nuevas adaptaciones y modificaciones en los sistemas para iluminación se fueron introduciendo, desde luciérnagas, lámparas de alcohol, mezclas de petróleo, etc… y los sistemas ópticos se fueron modificando, desde tubos de plata pulidos con espejos y lentes empleados en la segunda década del siglo XIX hasta los actuales sistemas de fibra óptica

Realmente los inicios de la cirugía artroscópica datan de Abril de 1912, cuando el **Dr. SeverinNordentoft**, de Dinamarca, presentó en el Congreso de la "GemanSociety of Surgeons" de Berlín, un trabajo dedicado a la artroscopia de rodilla con un endoscopio-trocar fabricado por él mismo [2]. Aunque la primera aplicación con éxito de la artroscopia de rodilla se le atribuye al profesor **KenjiTakagi** de la Universidad de Tokio, en 1918. En 1936 se obtienen las primeras fotografías en color y una película de una artroscopia de rodilla. En Occidente, en 1921 el **Dr. Eugen Bircher** introdujo el laparoscopio en una rodilla y el **Dr. Phillip Kreuscher** en 1925, reivindicó en una publicación científica, el uso de la artroscopia para la identificación y el tratamiento de las lesiones de menisco. Pero no es hasta los años 60 cuando el **Dr. Watanabe** diseña un nuevo artroscopio que supuso la base de los actuales y estimuló el despertar de la artroscopia como técnica quirúrgica.

Una gran contribución en los inicios de la cirugía artroscópica fueron los trabajos del **Dr. Robert W. Jackson**, que en 1968 imparte el primer curso de artroscopia en el congreso anual de "American Academy of OrthopaedicsSurgeons". A partir de este momento se inicia a lo largo de los años 70 y 80 la difusión y expansión del conocimiento de la artroscopia por el mundo, fundándose en 1974 la International ArthroscopyAssociation (IAA), y en 1982 la ArthroscopyAssociation of North America (AANA), que en la actualidad es una de las asociaciones más importantes del mundo[3].

En España se introduce la cirugía artroscópica a finales de los años 70 con el artroscopio "Watanabe 21" (artroscopio de primera generación), realizando las primeras técnicas en rodilla mediante visión directa de la articulación a través de una lente que era alimentada con un cable de luz fría. Estos artroscopios tenían una óptica de enseñanza para hacer fotos y mirar el colaborador.

Fue en los años 80 cuando aparecen los artroscopios de segunda generación, con una óptica conectada a una cámara que permitía enviar la imagen del interior de la articulación a una pantalla de visión. En 1982 se funda la **Asociación Española de Artroscopia (AEA)**, formada por cirujanos ortopédicos interesados en el desarrollo de esta técnica, cuyos objetivos eran y son, investigar, estudiar y difundir las técnicas artroscópicas

La cirugía artroscópica en sus inicios se encuentra con el rechazo o falta de aceptación por muchos ortopedas y traumatólogos, pero su progresivo desarrollo, la constatación de sus beneficios diagnósticos y terapéuticos y la menor agresividad en el manejo de las partes blandas, ha hecho que se convierta en una modalidad quirúrgica imprescindible para el tratamiento de muchas patologías, debiéndose implantar como una técnica quirúrgica de elección, siempre que esté indicada, en cualquier entorno hospitalario de nuestro estado.

En la actualidad el uso de imágenes computarizadas para la docencia e investigación son los indicadores que el avance de esta tecnología tiene latente.

Destacan desarrollo alcanzado por Cuba en cirugía artroscópica

La artroscopia cubana la comenzaron los reumatólogos y posteriormente los ortopédicos. En los años 70 los profesores Álvarez Cambra y Lomba, junto con otros ortopédicos como Gastón Arango, que es uno de los precursores de la artroscopia en ortopedia en particular, desarrollaron estas técnicas en el Frank País y la extendieron al resto del país, específicamente la de rodilla con más de 30 años , este servicio ha ido en ascenso con la introducción de nuevas técnicas para diagnóstico y tratamiento de lesiones de hombro y cadera, con muy buenos resultados trabajándose en otras articulaciones según explicó el experto a Prensa Latina.

Las cirugías se realizaban en particular a deportistas aunque ya se benefician la población en sentido general que así lo requieran dentro de ellos los adultos mayores, destacándolo así el doctor Rodrigo Álvarez Chambra director del Hospital Ortopédico Frank País, de Ciudad de la Habana, quien resaltó además las ventajas del proceder, pues evita complicaciones posquirúrgicas, disminuye los costos, al requerir el paciente menor hospitalización y una rápida recuperación.

La artroscopia es la técnica quirúrgica de mínimo acceso que observa por dentro las articulaciones, es decir se observan las cavidades articulares con el apoyo tecnológico de una cámara pequeña que garantiza la obtención de imágenes amplificadas del interior de la articulación pudiendo reconocer, identificar, diagnosticar cualquier tipo de lesión dentro de la cavidad articular. Con el uso de nuevas técnicas y tecnología se puede reparar estas lesiones. Donde el cirujano inserta un conducto delgado conectado a una cámara de video de fibra óptica a través de una pequeña incisión del tamaño de un ojal, El artroscopio *de* fibra óptica es de aproximadamente 5 mm.de diámetro, se compone de una pequeña cámara montada en el extremo de un tubo estrecho con una fuente de luz asegurando una recuperación muy rápida frente a la cirugía convencional.

http://en.wikipedia.org/wiki/Light.

El procedimiento artroscópico se puede ver en un monitor por el equipo de operación. El Paciente se coloca de cubito supino, prono o sentado en silla de montar según lo requiera la zona que se va a intervenir y aplicando anestesia local o general. Durante el procedimiento quirúrgico, que es de alrededor de 30 minutos a una hora, el paciente se enfrenta a un riesgo menor y consigue el mejor resultado después de la Cirugía.

La Cirugía Artroscópica puede ayudar a identificar el tejido dañado presente en los huesos. El tipo más común de la cirugía artroscópica incluye la eliminación de los residuos sueltos, el recorte de la reconstrucción del cartílago dañado, remoción o reparación de una rotura de menisco y ligamento.

Es, por tanto, una técnica quirúrgica mínimamente invasiva que permite una recuperación más rápida del paciente y una disminución en el tipo y frecuencia de complicaciones que pueden presentarse.

Entre las ventajas de esta técnica destaca que no requiere apenas ingreso hospitalario, es menos agresiva para el paciente (y por tanto menos dolorosa) y con menos complicaciones en manos expertas. Además, disminuye al 50% el riesgo de infección frente a la cirugía tradicional.

Indicaciones más frecuentes de este tratamiento:

Lesiones de ligamentos.

Lesiones de menisco.

Lesiones del cartílago articular.

Sinovitis crónica.

Rigidez de la articulación.

Fracturas.

Bursitis.

Cuerpos libres intraarticulares.

Para realizar esta técnica, el artroscopista utiliza cámaras de vídeo especialmente diseñadas y lentes de pequeño tamaño (de 1,9 mm a 4 mm), e instrumental de pequeño calibre que pueden introducirse en las articulaciones sin dañarlas (pinzas, tijeras, etc.).

Descripción

Se pueden usar tres tipos diferentes de alivio del dolor (anestesia) para la cirugía de artroscopia de rodilla según lo desee el paciente:

- Anestesia local. La rodilla se puede insensibilizar con medicamentos anestésicos. También le pueden dar medicamentos que lo relajen. Usted permanecerá despierto.
- Anestesia raquídea. También llamada anestesia regional. Se inyecta dentro de un espacio en la columna vertebral. Usted estará despierto, pero no podrá sentir nada de la cintura para abajo.
- Anestesia general. Usted estará dormido y no sentirá dolor.
- Bloqueo del nervio regional (bloqueo del canal femoral o aductor). Se trata de otro tipo de anestesia regional. La anestesia se inyecta alrededor del nervio en la ingle. Usted estará dormido durante la operación. Este tipo de anestesia bloqueará el dolor, de manera tal que se necesita menos anestesia general.

Se puede colocar un dispositivo similar a un manguito alrededor del muslo para ayudar a controlar el sangrando durante el procedimiento.

El cirujano hará 2 o 3 pequeñas incisiones alrededor de la rodilla. Se bombeará agua salada (solución salina) en su interior para inflarla.

Se introducirá un tubo estrecho con una cámara diminuta en el extremo a través de una de las incisiones. La cámara va pegada a un monitor de video que le permite al cirujano ver dentro de la rodilla.

El cirujano puede colocar otros instrumentos quirúrgicos pequeños dentro de la rodilla a través de las otras incisiones. Luego, reparará o eliminará el problema en la rodilla.

Al final de la cirugía, se drenará la solución salina de la rodilla. El cirujano cerrará las incisiones con suturas (puntos de sutura) y las cubrirá con un apósito. Muchos cirujanos toman fotos del procedimiento desde el monitor de video. Usted puede observar estas imágenes después de la operación para que pueda ver lo que se hizo.

Es un procedimiento que no suele durar más de una hora. Tras ello el paciente será trasladado a una sala de rehabilitación y podrá abandonar el hospital al cabo de las dos horas más menos o al día siguiente.

En los sucesivos días, deberá llevar un vendaje compresivo.

Son los mismos riesgos que en la cirugía abierta, pero con una menor incidencia, debido a que la agresión quirúrgica es mucho menor.

Dependiendo del tipo de cirugía artroscópica y de las características de cada paciente, se utilizan pautas de profilaxis para evitar infecciones y tromboflebitis.

Esta cirugía se realiza por expertos en cirugía artroscópica los cuales son profesionales altamente cualificados que realizan técnicas pioneras para solucionar lesiones traumatológicas.

Nuestro equipo de profesionales más preparados que nunca para seguir cuidando nuestros pacientes actualizan semanalmente los protocolos de seguridad con la última evidencia científica y el conocimiento de los mejores centros internacionales con los que colaboran.

Preparación para la artroscopia de rodilla

Antes de la cirugía el paciente debe someterse a un examen físico completo para que el especialista evalúe su salud y cualquier anomalía que pueda interferir en la artroscopia. Asimismo, el paciente deberá informar al cirujano de la medicación que tome, para que este le indique cuáles debe dejar de tomar antes de la intervención. También se realizarán algunas pruebas preoperatorias complementarias, tales como resonancia magnética, electrocardiograma o analíticas de sangre.

Cuidados tras la intervención

La recuperación tras la artroscopia es más rápida que la cirugía abierta convencional. Sin embargo, deben seguirse los consejos del especialista para que la rodilla se recupere correctamente.

Es normal que el paciente sufra inflamación en los días posteriores a la intervención, por lo que se recomienda que tenga la pierna elevada durante esos primeros días tras la cirugía. Asimismo, la aplicación de hielo aliviará el dolor y reducirá la inflamación.

También deberán curarse las incisiones, manteniéndolas limpias y secas. El especialista le indicará al paciente cuándo podrá ducharse o cambiar el vendaje.

Por otra parte, al poco de la intervención el paciente deberá empezar ejercicios de rehabilitación con un especialista en Fisioterapia, quien establecerá un programa adecuado al paciente y la lesión. Esto le ayudará a restablecer el movimiento y fortalecer los músculos de la rodilla.

Los resultados obtenidos en diferentes áreas de aplicación se destacan por los beneficios, tanto en el diagnóstico de certeza de las diferentes afecciones, así como por las facilidades que ofrece para la comprensión del mecanismo de producción. De la misma forma los resultados de la terapéutica son verdaderamente alentadores, pues nos permiten procederes que por los métodos convencionales son realmente difíciles, cuando no imposibles, como sucede con las plicas sinoviales y otros.

La influencia que tiene la misma en beneficio de la sociedad es que para los pacientes protagonistas de este trabajo, son considerables las virtudes recibidas del método, pues no solamente se da soluciones terapéuticas a sus problemas, sino que se esclarecen otros que aun cuando no son susceptibles de tratamiento artroscópico pudieran recibir respuestas seguras en el orden clínico.

El costo de la cirugía Artroscópica a nivel mundial varía significativamente entre cirujanos, instalaciones médicas, y regiones del país. Los pacientes más jóvenes, con otras complicaciones, o que precisen de cirugía más intervencionista requerirán tratamiento más intenso y caro.

Se pueden ordenar los costes por grupos:

Cirujano	**721,20 a 1.803,00 euros**
Anestesista	**180,30 a 360,61 euros**
Medicamentos	**30,05 a 120,20 euros.**
Gastos de hospital, incluyendo cuidados de enfermería y quirófano	**240,40 a 1.202,00 euros**
Otros gastos adicionales, si existen complicaciones (transfusiones, etc.) o se realizan análisis o Rayos-X	**120,20 a 901,52 euros**

La variabilidad de cada caso es un hecho pudiendo considerarse un coste básico de **1.502,53 euros** por intervención sin complicaciones

En Cuba este tratamiento a pesar de que es gratuito, su costo en equipamiento es alto, pero ofrece garantías de salud a la población, pues la misma se aplica en diferentes lugares del cuerpo como son: Hombro, codo, muñeca, cadera, rodilla y tobillo. En cada uno de ellos con sus particularidades pertinentes sin importar raza, procedencia social ni género.

¿Por qué es necesaria la artroscopia?

El diagnóstico de las enfermedades y lesiones de las articulaciones empieza con una revisión completa de la historia clínica, exámenes clínicos y radiográficos. También pueden ser necesarios exámenes adicionales como un MRI (resonancia magnética), o un CT (termografía catódica). La artroscopia permite realizar un diagnóstico final que puede ser más exacto que con el uso de rayos X o de cirugía abierta.

Las enfermedades y las lesiones pueden causar daños a los huesos, cartílagos, ligamentos, músculos y tendones. Algunas de las condiciones que se encuentran con más frecuencia durante un procedimiento artroscópico de las articulaciones pueden ser:

- Lesiones agudas y crónicas.

- Hombro o desgarro del puño del tendón rotatorio, síndrome de choque, y dislocaciones recurrentes.

- Rodilla o desgarro del menisco (cartílago).

- Condromalacia (desgaste o lesión del cojín del cartílago).

- Desgarro de los ligamentos cruzados causando inestabilidad Síndrome del túnel del carpo en la muñeca.

La utilidad de la artroscopia se podría resumir en:

1. Es una técnica diagnóstica que permite la visión directa de las estructuras articulares y la detección de patologías a veces difíciles de diagnosticar por medio de la clínica y de las exploraciones complementarias. Gracias a la artroscopia se pueden observar alteraciones cartilaginosas, el estado de la sinovial, y de otras estructuras interarticulares como meniscos o ligamentos.

2. Permite la biopsia sinovial bajo control visual directo. Las lesiones sinoviales con frecuencia no son difusas y uniformes, sino que se localizan preferentemente en determinadas zonas.

2. La artroscopia permite extraer el material de la zona enferma con lo que aumentan las posibilidades de obtener un diagnóstico correcto.

3. Permite realizar una serie de técnicas terapéuticas sin necesidad de utilizar métodos tradicionales de cirugía abierta que suelen tener mayor número de complicaciones y peor recuperación funcional en el tiempo

En nuestra provincia de Cienfuegos se realizaba esta cirugía con buena aceptación por nuestra población en el centro ambulatorio Mártires de Girón siendo en estos momentos una debilidad del centro no contar con este servicio ya que no hay motivación por parte del personal en adiestrarse en esta técnica, trasladándose nuestros pacientes hasta la provincia de Santa Clara para su realización.

No obstante ante esta dificultad tenemos que decir las ventajas de ella

Ventajas e indicaciones de la artroscopia

La principal ventaja para el paciente radica en la necesidad de incisiones muy pequeñas que generalmente conllevan una menor estancia hospitalaria y una más rápida recuperación. Muchos de ellos pueden abandonar el centro quirúrgico el mismo día de la operación. Además, las pequeñas incisiones ofrecen la posibilidad de obtener un resultado estético mejor, sobre todo en zonas expuestas del cuerpo. Sin embargo, hay que recordar e insistir de nuevo en el hecho de que los pacientes que se sometan a cirugía artroscópica pueden tener diagnósticos muy diferentes y condiciones particulares previas que condicionarán su estancia en el hospital y su tiempo global de recuperación.

De todas maneras, no olvide que las personas que reciben cirugía artroscópica pueden tener diferentes diagnósticos y condiciones que existían anteriormente, así es que cada cirugía artroscópica para cada paciente es única para esa persona. El tiempo de recuperación reflejará esta individualidad.

Alternativas a este tratamiento

La alternativa a la artroscopia de rodilla será la cirugía abierta convencional, que solo se emplea actualmente en casos más graves, en que haya que colocar una prótesis. Cualquier otra técnica supondrá una mayor invasión en la rodilla y peor postoperatorio.

CONCLUSIONES

La artroscopia es una técnica que impone nuevos retos al conocimiento tecno-científico en la búsqueda de terapias efectivas para el mejoramiento de la calidad de vida de los ciudadanos. Exige enfoques transdisciplinares que integren diversos aspectos, entre los que se encuentran estudios relacionados con los hábitos tóxicos, nutricionales, los estilos de vida, el estrés así como otros factores socioeconómicos. Estos elementos determinan que la prevención y atención de las afecciones óseas como problema de salud en el mundo dependa en gran medida de las políticas sociales, las campañas educativas y los programas de salud que se apliquen en los contextos sociales.

La influencia que tiene la misma en beneficio de la sociedad es que para los pacientes protagonistas de este trabajo, son considerable las virtudes recibidas del método, pues no solamente se da solución terapéuticas a sus problemas, sino que se esclarecen otros que aun cuando no son susceptibles de tratamiento artroscópico pudieran recibir respuestas seguras en el orden clínico.

BIBLIOGRAFÍA

1-García M, Cugat R. Artroscopia [Internet]. [citado 21 Abr 2003]. Disponible en: http://wwwm.servitel.es/aeartroscopia/cuartro/no-93/HISTORIA.htm

- Buscar en Google Scholar

2-White PF. Ambulatory anesthesia in the 21st Century. CurrentOpinion in Anesthesiology. 1998;11:593-94

- Buscar en Google Scholar

3-Ojeda León H, Chico Capote A, Tamayo Arias I, Estevez del Toro M. Anestesia local intraarticular en la artroscopia quirúrgica ambulatoria. Experiencia en 1 000 pacientes. Rev Cubana OrtopTraumatol [revista en Internet]. 1996 [citado Sep 2003]; 10(1). Disponible en: http://bvs.sld.cu/revistas/ort/indice.html

- Buscar en Google Scholar

4-Yamamoto Y, I de T, Ono T, Hamada Y. Usefulness of arthroscopic surgery in hip trauma cases. Arthroscopy. 2003;19(3):269-73

- Buscar en Google Scholar

5-Akgunl, Kesmezacar H, Ogu T, Dervisoglu S. Intra-articular hemangioma of the knee. Artroscopy. 2003;19(3):17E

- Buscar en Google Scholar

6-Downig JW, Johnsen H. The farmacokinetics of epidural lidocaine and bupivacaina during cesarean section. AnesthAnalg. 1999;84:527-32

- Buscar en Google Scholar

7-Catterall W, Mackie K. Anestésicos locales. En: GoodmanGilman A. Las bases farmacológicas de la terapéutica.Vol 1. 8va. ed. México: McGraw-Hill Interamericana; 1996. p. 353-71

- Buscar en Google Scholar

8-Canto Sánchez L, Wong Rosales M. Farmacología de los anestésicos locales. Nuevas Perspectivas. Rev Venezolana Anestesiología. 2002;7 Suppl 1:S20-S27

- Buscar en Google Scholar

9-Barash PG, Cullen BF, Stoelting RK. Handbook of Clinical Anesthesia. 2da. ed. Philadelphia: LippincottCompany; 1992. p. 203-18

- Buscar en Google Scholar

10-Vlymen JM, White PF. Fast-track concept for ambulatory anesthesia. CurrentOpinion in Anesthesiology. 1998;11:607-13

Buscar en Google Scholar

11-Martínez TGR, Valdés MML, Torres RF, Carriedo RE. Artroscopía de la rodilla bajo anestesia local. RevMexOrtopTraum. 2000;14(2):191-195

- Buscar en Google Scholar

12-Smith MD, Barg E, Weedon H, Papengelis V, Smeets Coleman M, Ahern MJ. Microarchitecture and protectivemechanisms. Ann RheumDis. 2003;62(4):303-7

- Buscar en Google Scholar

13-RaichBrufan M, Jiménez Pérez JA, González Carrasco FJ, Martínez RipolP, JernetBallo M. Anestesia subaracnoidea con dosis mínimas de lidocaína en la cirugía artroscópica de la rodilla en régimen ambulatorio. RevEspAnestesiol. 1997;44:204-06

- Buscar en Google Scholar

Álvarez Sintes, R. (2001). Temas de Medicina General Integral I-II. La Habana: Editorial Ciencias Médicas.

Armenteros, M. (1994). Transferencia de tecnología: dependencia o aprendizaje . En Tecnología y Sociedad. La Habana, Cuba: Editorial Félix Varela.

Balcells Srina. (2001). Patología Gral. La Habana: Editorial de Ciencias Médicas.

Bonner, J., & Harari, P. (2010). Radiotherapy plus cetuximab for locoregionally advanced head and neck cancer: 5-year survival data from a phase 3 randomised trial, and relation between cetuximab-induced rash and survival. lancetOncol, 11, 21-8.

Bourhis, J., Le Maître, A., & Baujat, B. (2007). Individual patients' data meta-analyses in head and neck cancer. . Curr Opin Oncol, 19, 188.

Bradford, H. (2012). Ambiente y enfermedad ¿asociación o causación? ; 113(3):. Bol of Sanit, 113(3), 233-242.

Brandwein-Gensler, M., Teixeira, M., Lewis, C., Lee, B., Rolnitzky, L., Hille, J., & Genden, E. (2005). Oral squamous cell carcinoma: histologic risk assessment, but strongly predictive of local disease-free and overall survival. Am J Surg Pathol, 29, 167-78.

Chaturvedi, A., & Anderson, W. (2013). World wide trends in incidence rates for oral cavity and oropharyngeal cancers. J ClinOncol, 31, 4550–9.

Clark, J., Naranjo, N., Franklin, J., de Almeida, J., & Gullane, P. (2006). Established prognostic variables in N0 oral carcinoma. Otolaryngol Head Neck Surg, 135, 748-53.

Cueto Eduarte, I. (2019). Anuario Estadístico de Salud. Provincia de Cienfuegos. *Revista Medisur, 13*(1), 114-228.

García Palacios, E., & González Galbarte, J. (2001.). Ciencia. Tecnología y Sociedad: una aproximación conceptual. :. Cuadernos Iberoamericanos,OEI.

García San Juan, C., Gil Milá, J., & Salas Rodríguez, M. (2018). Algunas consideraciones sobre etiología y fisiopatogenia del carcinoma epidermoide bucal. vol.16 no.1. Rev Medisur, 16(1).

Kuhn, T. (1982). La estructura de las Revoluciones Científicas. México: Fondo de Cultura Económica.

Lage Dávila, A. (2001). Ciencia y cultura: las raíces culturales de la productividad científica. Temas, 24(25), 194-203.

Lage, A. (2013). La Economía del Conocimiento y el Socialismo. La Habana: Editorial Academia.

LageDávila ,A., &Crombet ,T. (2012). Del nuevo producto biológico para el cáncer al impacto en la salud poblacional. Revista Cubana de Salud Pública,38(5),781-93.

Lastres, M., Romagosa, D., Vázquez, M., & Gamboa, M. (2015). Metodología del examen del complejo bucal para estudiantes de Estomatología. Revista 16 de Abril, 54(248), 74-82.

López Cerezo, J., & Nuñez Jover, J. (2001). Innovación tecnológica, innovación social y estudios CTS en Cuba. En: Ibarra A, López Cerezo JA. Desafíos y Tensiones actuales en Ciencia, Tecnología y Sociedad. Madrid, España: Biblioteca Nueva.

Luján Lopez, J., Muñoz, E., & Cerezo, J. (1994). STS Studies in Span: A case study in STS transfer tecnoscience; 1. p.14-16. 14-16.

Macías Llanes, M. (2002). Una nueva mirada para el estudio de la ciencia y la tecnología: el enfoque de los estudios sociales. Humanidades Médicas, 2(2), 0-0.

Macías Llanes, M. (2003). Imágenes de la ciencia y la tecnología presentes en profesores de la educación médica superior. Humanidades Médicas, 18 pantallas aprox.

Martínez Álvarez, F. (2004). El Movimiento de Estudios CTS: su origen y tradiciones fundamentales. Humanidades Médicas, 15 pantallas aprox.

Martínez Álvarez, F. (2004). La Concepción Heredada de la Ciencia y la Tecnología. Humanidades Médicas, 20 pantallas aprox.

Miguel Cruz, P., Niño Peña, A., Batista Marrero, K., & Miguel-Soca, P. (2016). Factores de riesgo de cáncer bucal. . Rev Cubana Estomatol, 53(3), 128-145.

Nuñez Jover, J. (1999). De regreso a las dos culturas. Camagüey, Cuba.

Nuñez Jover, J. (1999). La ciencia y la tecnología como procesos sociales. Lo que la educación científica no debería olvidar. La Habana. La Habana, Cuba: Félix Varela.

Nuñez Jover, J. (2010). Conocimiento académico y sociedad: ensayos sobre política universitaria de investigación y posgrado. La Habana: Editorial UH.

Obiol, S. (2002). Enfermedades broncopulmonares de origen ocupacional. La Habana: Editorial de Ciencias Médicas.

Pérez Lilia, P., & Dense Alcanzar, A. (Enero-Febrero de 2000). Epidemiología del cáncer de pulmón. Rev Cub de Oncol, 1(2), 61-9.

Raab-Traub, N. (2002). Epstein-Barr virus in thepathogenesis of NPC. SeminCancerBiol, 12, 431–41.

Sosa, M., Barciela, M., García, M., Rojo, M., Morgado, D., & Santana, J. (2016). Programa Nacional de Atención estomatológica integral. En Programa Nacional de Atención Estomatológica Integral. DAMPSA; Organización Panamericana de la Salud. Organización Mundial de la Sal.

Stanley Robins , M. (2002). Patología estructural y funcional. La Habana,: Editorial de Ciencias Médicas.

Ursúa Ursúa, N. (1999). La innovación tecnológica: condiciones e impacto social. En A. E. Alfonso Leonard P, Tecnología y sociedad (pág. 178). La Habana, Cuba: Editorial Félix Varela.

Vargas, H. E., & García, M. J. (2017). ¿ Quién se beneficia con los nuevos conocimientos y terapias dirigidas al combate del cáncer? Humanidades Médicas, 17(3), 538-564.

Vermorken, J., Mesia, R., & Rivera, F. (2008). Platinum-based chemotherapy plus cetuximab in head and neck cancer. N Engl J Med, 359, 1116–27.

CON GRIN SUS CONOCIMIENTOS VALEN MAS

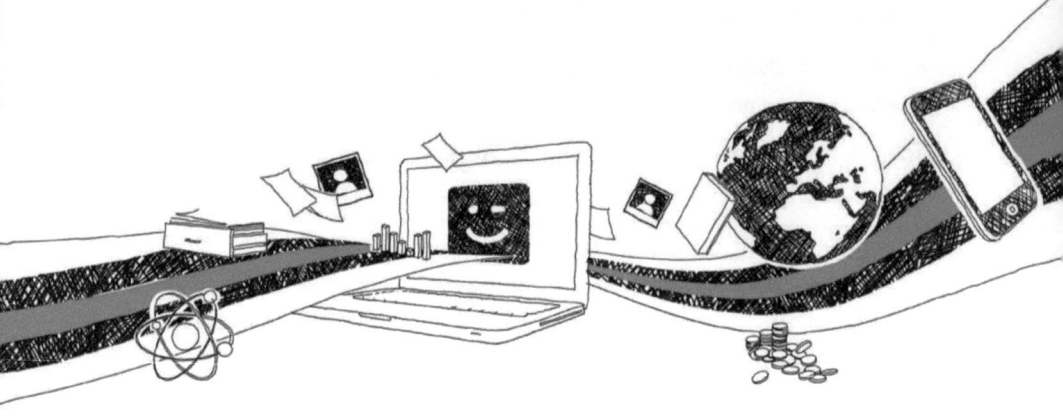

- Publicamos su trabajo académico, tesis y tesina

- Su propio eBook y libro - en todos los comercios importantes del mundo

- Cada venta le sale rentable

Ahora suba en www.GRIN.com
y publique gratis

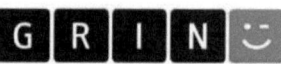